DE LA

RÉTRACTION DE L'APONÉVROSE PALMAIRE

CHEZ LES DIABÉTIQUES

PAR

Jules VIGER

DOCTEUR EN MÉDECINE DE LA FACULTÉ DE PARIS

Médecin stagiaire au Val-de-Grâce

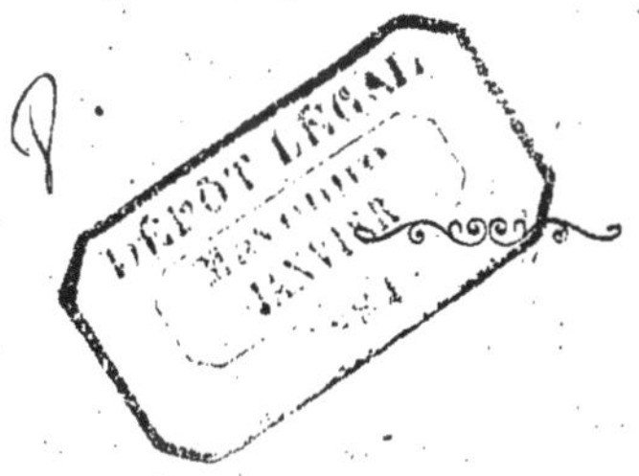

PARIS

ALPHONSE DERENNE

52, Boulevard Saint-Michel, 52

1883

DE LA

RÉTRACTION DE L'APONÉVROSE PALMAIRE

CHEZ LES DIABÉTIQUES

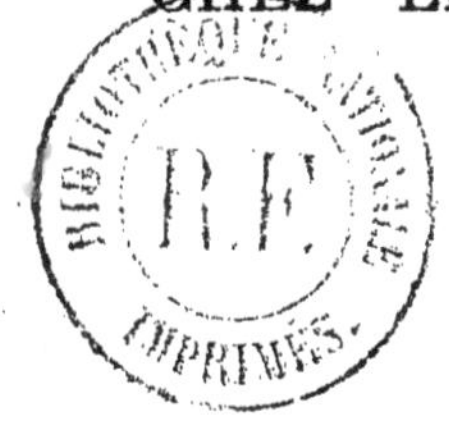

PAR

Jules VIGER

DOCTEUR EN MÉDECINE DE LA FACULTÉ DE PARIS

Médecin stagiaire au Val-de-Grâce

PARIS

ALPHONSE DERENNE

52, Boulevard Saint-Michel, 52

1883

A MON PÈRE, A MA MÈRE

Hommage de ma profonde affection
et de ma vive reconnaissance.

A MA SŒUR

A MES AMIS

A MON PRÉSIDENT DE THÈSE

M. JACCOUD

Professeur de clinique médicale à l'hôpital de la Pitié

AVANT-PROPOS

Le fait dont nous abordons l'étude a été juisqu'ici méconnu par presque tous les pathologistes et n'est relaté dans aucun auteur; tout au plus avons-nous trouvé un ouvrage où il soit brièvement signalé. Aussi, une telle pénurie de documents n'a point contribué à rendre notre tâche facile et nous avons été mis bien malgré nous dans la nécessité d'émettre un certain nombre d'hypothèses auxquelles nous n'avons malheureusemen pu donner qu'un appui peut-être bien faible et une solidité douteuse. Malgré cela, et quelle que soit la sévérité du jugement porté sur nos théories, qu'elles soient regardées comme trop hasardées ou comme rationnelles jusqu'à une certaine limite, on reconnaîtra du moins que le fait que nous signalons n'est point un fait de hasard et que nous publions sept observations qui mettent son existence hors de tout conteste et son importance bien en lumière.

Toutes ces observations nous ont été communiquées avec le plus bienveillant empressement par MM. Dreyfus-Brissac, médecin des hôpitaux, Bazy, chef de clinique chirurgicale, Richardière et Cayla, internes des hôpitaux.

La dernière nous a été confiée d'une façon orale par M. Tarneau, médecin en chef de l'hôpital militaire de Saint-Martin, c'est donc à leur obligeance que nous devons de pouvoir rassembler ces faits un peu épars, on le voit, aussi leur adressons-nous en premier lieu nos remercîments.

M. le professeur Jaccoud nous a fait l'honneur d'accepter la présidence de notre thèse, nous le prions de vouloir bien recevoir l'hommage de toute notre gratitude.

A nos anciens maîtres dans les hôpitaux nous envoyons l'expression d'une reconnaissance et d'un souvenir désormais ineffaçables.

La division de notre sujet est fort simple : après un court historique nous exposerons le fait que nous allons traiter en même temps que nous publierons les observations qui en établissent l'authenticité ; dans une deuxième partie nous essayerons de fournir une explication des phénomènes exposés au début de notre thèse.

DE LA

RÉTRACTION DE L'APONÉVROSE PALMAIRE

CHEZ LES DIABÉTIQUES

HISTORIQUE

Avec une exactitude et une sagacité vraiment remarquables, Dupuytren découvrit le mécanisme et le traitement d'une maladie chirurgicale assez singulière comme symptomatologie et pathogénie qu'il appela du nom heureux de rétraction de l'aponévrose palmaire. Envisagée par les chirurgiens qui l'avaient précédé comme au-dessus des ressources de l'art, mal connue et encore plus mal étudiée aussi bien dans son siège anatomique que dans sa thérapeutique elle fut décrite par ce grand chirurgien avec une précision que les recherches ultérieures ne servirent qu'à confirmer en tous points.

Velpeau, Goyraud (d'Aix), Boyer sont les auteurs de travaux importants sur ce sujet, mais ils n'y ajoutèrent ni plus de clarté ni plus d'exactitude, attaquant même certaines idées du maître auxquelles l'anatomie pathologique actuelle devait pleinement donner raison.

Et, de fait, le mécanisme de la rétraction de l'aponévrose palmaire est maintenant bien déterminé ; des notions plus positives sur les connexions anatomiques de cette aponévrose, des examens anatomo-pathologiques d'une exactitude plus rigoureuse et surtout des études cliniques plus approfondies nous ont fixés sur des points naguère totalement inconnus; une description anatomique très succincte est ici indispensable.

Aprés avoir donné insertion aux fibres tendineuses du muscle petit palmaire l'aponévrose s'étale à la paume de la main et se partage au niveau des quatre dernières articulations métacarpo-phalangiennes en quatre languettes fibreuses dont chacune se dédoublant en deux minces ligaments et livrant passage aux tendons fléchisseurs va, en définitive, s'insérer à la tête de la première phalange sur sa partie dorsale.

Or dans certains cas pathologiques dont les causes sont encore hypothétiques ou du moins se refusent à rentrer dans le même cadre, ces bandelettes se rétractent, se raccourcissent, se crispent, pour ainsi dire, et ramènent peu à peu la première phalange sur le métacarpien par une flexion exagérée permanente qui ne cédera qu'au traitement chirurgical.

L'observation exacte de ce fait fut établie par Dupuytren avec une justesse irréfragable; mais ce chirurgien ne borna pas là ses investigations et voulut fixer les causes d'un mal qu'il avait le premier combattu avec un plein succès, il édifia une théorie bientôt controuvée par des faits nombreux et des observations d'une incontestable authenticité.

Les violences extérieures, les corps durs maniés avec persistance, les froissements répétés, les professions manouvrières constituèrent pour le chirurgien de l'Hôtel-Dieu la cause unique de l'affection ; il recherchait avec soin tous les antécédents de cette sorte chez ses malades et il les rencontrait souvent avec une fréquence à laquelle ses idées préconçues n'étaient point étrangères. Un maître d'armes et un cocher ont une rétraction de l'aponévrose palmaire siégeant à la main droite, il est vrai, mais la main gauche est aussi atteinte et pour la justesse de la théorie elle devrait être indemne ; de plus un enfant de 6 ans est porteur d'une rétraction congénitale des doigts et l'étiologie invoquée pour la totalité des faits observés antérieurement fait ici entièrement défaut ; mais, circonstance plus remarquable et méconnue jusqu'alors, la grand'mère du jeune malade avait la même infirmité, congénitale également. Des faits analogues aux précédents et appuyant mal l'idée du traumatisme, furent publiés par des observateurs dont la bonne foi ne saurait être mise en doute. Goyraud cite le cas d'un économe de son hôpital, adonné toute sa vie aux travaux de cabinet, offrant une rétraction de l'aponévrose palmaire dont son père n'avait point été indemne, et il se demande si l'hérédité n'aurait pas une influence pathologique oubliée jusqu'alors en vertu d'idées préconçues.

Nous passerons brièvement sur ces faits d'une connaissance bien établie et dont l'exposé serait au moins superflu pour arriver aux observateurs qui repoussant les idées de Dupuytren comme inexactes, cherchèrent à établir l'existence d'une cause interne, d'une diathèse en un mot, et son influence sur l'apparition d'une affection laissée trop souvent inexplicable par les théories chirurgicales.

Il se trouva dès lors que la goutte, le rhumatisme, l'hérédité avaient un rôle sinon efficient du moins bien souvent concomitant. Il fut mis hors de tout conteste dans la thèse inaugurale de Menjaud, en 1861, ouvrage intéressant à plus d'un titre, mais où une notion étiologique a été passée sous silence et doit être mise en lumière, nous voulons parler du diabète.

Ce fait a été jusqu'ici méconnu par presque tous les auteurs, il n'est pourtant point d'une rareté excessive puisque nous avons pu rassembler six observations, et nous devons arriver jusqu'au concours d'agrégation, en 1883, pour le trouver mentionné dans la thèse de M. Dreyfous (*Pathogénie et accidents nerveux du diabète*, page 107), qui se demande s'il ne s'agit point d'un trouble trophique dont l'analogie se rencontre du reste dans le diabète.

Cette communication avait été faite à l'auteur par M. Dreyfus-Brissac, médecin des hôpitaux, qui, nous a remis, avec une obligeance dont nous le remercions vivement, deux observations, courtes, il est vrai, mais parfaitement concluantes sur ce sujet ; M. Cayla, interne des hôpitaux et M. Bazy, chef de clinique chirurgicale, nous ont aussi communiqué deux autres observations avec un empressement des plus aimables et qu'il est de notre devoir de reconnaître ici ; un autre cas nous a été remis par M. Richardière, interne des hôpitaux, nous l'en remercions également.

EXPOSÉ DU SUJET

Les auteurs qui traitent du diabète ont ou méconnu la rétraction de l'aponévrose palmaire ou, la considérant comme une affection concomitante peu importante sans lien pathologique bien établi avec l'affection principale, lui ont refusé une simple mention. Quoi qu'il en soit de ces deux hypothèses le fait est réel, et Marchal (de Calvi) dans ses *Recherches sur les accidents diabétiques* est le seul à citer un cas où il ait observé la coïncidence de ces deux affections, cette observation se trouve à la page 372 de son ouvrage.

Observation

(Extraite de Marchal de Calvi).

A. D..., de Mâcon, âgé de 60 ans, doué d'un tempérament nerveux, magistrat, ayant mené une vie des plus régulières, eut il y a treize ans trois accès de fièvre qualifiée pernicieuse. Depuis sept à huit ans, sans cause connue, il maigrissait et éprouvait une faiblesse générale, avec des sensations répétées de fourmillements dans les pieds. En même temps, une rétraction invincible des tendons fléchisseurs fixait dans la paume de la main droite les doigts index et médius, et le médius seul dans la gauche. Il y avait aussi un peu de paresse de la vessie. Plus tard apparurent aux trois derniers et aux gros orteils des deux pieds, sur la face dorsale de petites eschares, très bien constatées par le fils du malade, interne des hôpitaux de Lyon, et par divers praticiens, lesquelles eschares en se détachant laissèrent autant de petites ulcérations, souvent saignantes, qu'on eut beaucoup de peine à cicatriser.

M. D... ne peut supporter ni la fatigue de la marche, ni la station verticale prolongée. Il a souvent de l'œdème autour des malléoles, à la fin de la journée, et accuse des pesanteurs, une sorte d'élancements passagers le long des jambes. Du reste l'état général est satisfaisant. Rien d'appréciable au cœur.

Les avis des médecins se sont partagés sur cette singulière affection; on a cru notamment pouvoir la rattacher à une névrose générale, peut-être consécutive aux accès pernicieux dont il a été question.

L'hydrothérapie a eu peu de prise sur la maladie. Les bains de mer pris à Cette au nombre de vingt-quatre et de courte durée ont causé une légère excitation.

A Balarue, le traitement consiste en bains courts, douches sur les membres et le rachis, eau en boisson à doses modérées.

Pendant le séjour de M. D..., à ces eaux il y a élimination de séquestres au gros orteil du pied droit; l'un de ces séquestres représente la phalangette unguéale.

L'année suivante, j'appris par M. D..., fils, exerçant aujourd'hui la médecine à Châlon-sur-Saône, que son père avait succombé trois mois après avoir quitté les eaux de Balarue, et qu'on avait constaté chez lui un diabète bien et dûment confirmé.

Dans la thèse de Menjaud (1861) on trouve une observation intéressante à plus d'un titre, que nous ne reproduisons point, car si la rétraction des doigts a été soigneusement constatée et décrite avec tous les détails convenables d'une part l'expertise chimique des urines n'a point été faite et d'autre part les symptômes cliniques du malade ont été, il nous semble, laissés dans une légère obscurité. Un homme entre dans le service de M. Moissenet offrant une rétraction de l'aponévrose palmaire aux deux mains, qui remonte à vingt ans en arrière, lui-même est âgé de 71 ans. Il n'a jamais eu ni goutte ni rhumatisme, sa profession n'est point pénible, aussi est-il surpris d'éprouver des sensations de courbature dans les reins et des douleurs dans les mollets. Le lendemain surviennent trois ou quatre attaques convulsives très courtes suivies de coma. Les doigts des deux pieds sont violacés et froids, ils deviennent bientôt tuméfiés, rouges et douloureux, la fémorale ne bat ni à droite ni à gauche, des eschares apparaissent sur tous les points de la jambe en contact avec le lit. Le délire survient.

A quelle diathèse prédominante pouvait-on rattacher ici la rétraction de l'aponévrose palmaire? Au rhumatisme? Evidemment non, le malade n'en accusait aucun des symptômes. M. Moissenet invoqua la goutte. Pure hypothèse, simple fiction que nous ne pouvons admettre, la goutte n'a ici qu'une existence purement subjective, utile sans doute pour atteindre le but que se propose l'auteur et faire rentrer une maladie dans le cadre qui a été assignée d'avance mais qu'il nous faut rejeter. Si le malade n'a pas succombé au diabète dont on ne peut affirmer l'existence il en a du moins présenté une partie des symptômes avec assez de netteté.

Observation I

Prise dans le service de M. Dreyfus-Brissac où le malade était entré; nous en devons la communication à l'obligeance de M. Cayla.

P..., horloger, âgé de 72 ans, entre le 8 mars 1882, salle Saint-Augustin, lit n° 21 à l'hôpital de Lariboisière. Les souvenirs du malade sur les antécédents pathologiques de ses ascendants sont excellents, ils sont morts fort âgés et il ne les vit jamais malades. Quant à lui, toujours bien portant, n'ayant jamais eu la moindre attaque de goutte, ni de rhumatisme, sans affection cutanée d'aucune sorte, il éprouva, il y a 15 ans environ des coliques néphrétiques bien caractérisées dont il décrit les symptômes avec une exactitude frappante et qui étaient suivies de l'expulsion d'un certain nombre de petits graviers, elles se reproduisirent à intervalles divers pendant plusieurs années, et disparurent il y a de cela 10 ans environ. Leur réapparition date de deux ans, le dernier accès remonte à six semaines. M. Siredey aurait trouvé à cette époque du sucre et de l'albumine dans les urines.

Depuis quelque temps cet homme se plaint de perdre rapidement ses forces, d'éprouver de la fatigue au moindre effort, l'amaigrissement n'est point très sensible, l'appétit n'a pas subi d'accroissement notable, la soif est seule légèrement augmentée. La peau est sèche et un peu écailleuse. Les poumons sont sains, les bruits du cœur sont seulement un peu affaiblis, les artères légèrement athéromateuses se dessinent sous la peau. Le foie, un peu volumineux, déborde les fausses côtes de deux travers de doigt à peu près, il est douloureux à la pression. Les digestions s'effectuent avec assez de régularité. La langue est sèche. La vue est loin d'être bonne, elle est abolie dans l'œil droit depuis plusieurs années, sans cause appréciable et sans aucune souffrance, l'opthalmoscope a révélé l'existence d'une atrophie papillaire et d'une hémorrhagie rétinienne ancienne.

La face palmaire des deux mains présente une induration sous-cutanée symétriquement placée, adhérente à la peau et à l'aponévrose palmaire, située sur l'axe de l'annulaire prolongé dans la paume de la main au niveau du pli palmaire inférieur, l'annulaire est légèrement fléchi à droite et à gauche, mais cette rétraction n'est pas suffisante pour empêcher sa déflexion. On trouve en outre à la face plantaire du gros orteil gauche au niveau de la dernière phalange une plaque dure, cornée, circulaire de 0,03 de diamètre à peu près, ayant encore conservé toute sa sensibilité à son pourtour tandis qu'elle est totalement abolie à sa surface ; rien de pareil ne s'observe sur le gros orteil du côté opposé, le quatrième orteil droit offre aussi une plaque analogue mais beaucoup plus petite à sa face plantaire, au niveau de sa dernière phalange.

La miction se fait sans difficulté ; les urines sont un peu colorées, brunâtres, et ne laissent déposer qu'une faible quantité de sédiments ; elles contiennent une proportion minime d'albumine rétractile et une grande quantité de sucre. Voici d'ailleurs l'analyse.

Par litre. Glycose . . . . . 29 gr. 25
« Urée . . . . 11 « 2

Dans la journée le malade urine deux litres environ ce qui fait donc pour chaque jour :

Glycose. . . . . 58 gr. 55
Urée. . . . . 22 « 58

Rien du côté des organes génitaux. Le traitement comprend les alcalins, la potion de Todd, un régime azoté.

15 mars. — Même état.

22 mars. — Par jour. Glycose . . . . 44 gr.
« Urée . . . . . 22 «

Le malade urine deux litres environ.

31 mars. — Plus de sucre dans les urines. Amélioration notable.

6 avril. — Un litre 1/2 par jour,

8 avril. — Un litre par jour ; le sucre est de nouveau constaté.

10 avril. — Céphalalgie. Langue sèche. Douleurs dans le côté droit du thorax, l'auscultation révèle une pluie de râles crépitants à la base du poumon droit. Ventouses. Potion de Todd.

12 avril. — L'état du malade ne s'est point amélioré, sa langue est sèche, il refuse toute nourriture, sa débilité est extrême. Râles crépitants à la base du poumon droit.

14 avril. — Mort. La température a oscillé dans le cours de la maladie entre 38° à 38°,5, les urines ont notablement diminué de quantité, la faiblesse a été progressivement de plus en plus grande. Quelques mouvements convulsifs, un spasme clonique des quatre membres est survenu dans les derniers instants. L'autopsie n'a pu être faite.

La rétraction de l'annulaire est ici bien manifeste, l'observation ne dit malheureusement pas à quel moment précis les premiers symptômes ont apparu, mais ils sont en tous cas sous la dépendance d'un état diathésique, la profession du malade étant manifestement insuffisante à les expliquer ; de plus ce malade avait des coliques néphritiques, or la coïncidence du diabète et des coliques néphrétiques sera examinée plus loin et nous servira à soutenir une des hypothèses que nous émettrons pour expliquer la présence de la rétraction de l'aponévrose palmaire chez les diabétiques.

Le second cas est dû à l'obligeance de M. Bazy, chef de clinique chirurgicale, le malade qui a fourni le sujet de cette observation appartient à sa clientèle civile.

Observation II

M. X..., négociant, âgé de 66 ans, est atteint d'une rétraction de l'aponévrose palmaire. Les antécédents héréditaires qu'il nous fournit sont ici d'une haute importance, la mère de cet homme avait été atteinte de la même affection.

Il y a 30 ans, il fut pris de fièvres palustres contractées dans les marais de l'embouchure de la Loire, elles durèrent quinze jours, cédant au sulfate de quinine pour reparaître une année après et disparaître bientôt sans offrir aucune récidive depuis cette époque.

Dix ans après, il perdit un de ses amis, diabétique avéré, et comme il trouvait chez lui certains symptômes d'une analogie assez grande avec ceux présentés par cet homme il fit analyser ses urines ; elles renfermaient une quantité de sucre assez considérable. Un régime spécial fut institué par un médecin et ce malade continua à se bien porter, l'amaigrissement n'était pas très sensible, la soif modérée, l'augmentation de l'appétit peu marquée ; il accuse cependant des douleurs vagues dans les jointures, mais elles ne se sont jamais exaspérées jusqu'au paroxysme du rhumatisme articulaire aigu.

M. Bazy fut appelé à lui donner ses soins au mois de juillet 1882 pour un abcès de la marge de l'anus. Depuis quelques temps le malade se plaignait d'éprouver des difficultés de plus en plus marquées dans la miction, l'abcès fut ouvert, l'uréthre fut dilaté, à la suite de la dilatation survinrent une orchite et une prostatite suppurées qui guérirent cependant.

L'analyse des urines fut faite il y a deux ans ; elles renfermaient :

Par litre. Glycose. . . . . . . 45 gr.
Par jour. Glycose. . . . . . . 92 gr.

L'année dernière l'analyse révéla la même quantité de sucre.

Au mois d'avril 1883 :

Par litre, glycose. . . . . 25 gr.
Par jour, glycose. . . . . 50 gr.

Le foie et la rate sont normaux.

La rétraction des doigts a débuté il y a 5 ans, elle existe aux deux mains et aux deux derniers doigts de chaque main, le petit doigt est fléchi d'une manière plus sensible que l'annulaire, la peau fait dans la paume de la main des rides transversales à concavité inférieure très marquée, si on essaye de pratiquer l'extension forcée de l'annulaire et du petit doigt, on voit se dessiner une corde très nette dans l'axe de ces deux doigts, les autres ont la liberté de leurs mouvements complètement sauvegardée.

La pathogénie de la rétraction des doigts est ici multiple et les influences étiologiques qui l'ont produite sont diverses. En première analyse, nous trouvons l'hérédité et nous savons qu'il n'est point rare de voir cette affection passer des ascendants aux descendants, de plus, le malade éprouvait dans les jointures des douleurs rhumatoïdes et il était atteint d'un diabète parfaitement constaté, circonstance qui mit obstacle à toute intervention chirurgicale.

Nous allons citer deux autres observations que M. Dreyfus-Brissac a mises à notre disposition avec une extrême obligeance ; les deux malades qui en font le sujet étaient soignés par M. Blum, chirurgien des hôpitaux, pour une rétraction de l'aponévrose palmaire. Voici l'exposé de ces deux cas.

Observation III

M. X..., négociant, âgé de 70 ans, est atteint d'un diabète sucré, parfaitement établi, il y a de cela deux ans, par l'analyse des urines qui fit constater la présence de 50 gr. de sucre par litre; à ce moment aussi ont commencé à apparaître des signes non douteux de rétraction de l'aponévrose palmaire. Le traitement du diabète fut institué, il produisit des résultats favorables : le sucre a beaucoup diminué depuis lors, il n'est plus maintenant que de 11 grammes par litre, et au dire du malade, la rétraction s'est atténuée dans des proportions sensibles.

La main droite présente un sillon de la peau au niveau de l'articulation métacarpo-phalangienne, de l'index et du médius, il a une longueur transversale de 0,02 à peu près, la rétraction semble se faire plutôt en profondeur qu'en longueur.

La main gauche est moins atteinte, l'annulaire est rétracté; sur son axe prolongé jusqu'au creux de la main, on trouve une nodosité dure, indolente de 0,02 de long. environ.

Observation IV

M. X.., âgé de 70 ans, a subi un amaigrissement considérable depuis l'apparition de son diabète qui date de dix ans. La rétraction des doigts a commencé il y a trois ans, au niveau de l'annulaire droit, si on essaye d'en pratiquer l'extension, on voit se dessiner une corde saillante bien nette avec des nodosités très apparentes sur son parcours qui se termine à la paume de la main.

La main gauche est parfaitement normale.

La cinquième observation a été prise dans le service de M. Bucquoy, à l'hôpital Cochin, elle nous a été remise par l'interne du service et n'est pas moins concluante que les autres.

Observation V

Henri G..., âgé de 63 ans, imprimeur, entre le 26 octobre 1883 à l'hôpital Cochin, salle Sainte-Marie. Il se plaint d'éprouver depuis six à sept semaines une soif vive, et de plus, symptôme qui le préoccupe beaucoup, il rend une grande quantité d'urine, de huit à dix litres, si nos souvenirs sont exacts. La liqueur de Fehling était fortement réduite par les urines dans lesquelles une analyse révélait 4 à 5 grammes de sucre et 3 grammes d'urée par litre. La faim était modérée, l'amaigrissement peu sensible. Antérieurement cet homme avait toujours été bien portant, il n'a point eu de douleurs rhumatismales, mais il présente quelques cicatrices d'une apparence syphilitique non douteuse malgré ses dénégations à ce sujet.

Les deux mains offraient tous les symptômes d'une rétraction de l'aponévrose palmaire dont l'apparition remontait à trois ans. Personne dans sa famille n'avait eu cette affection, chez lui elle s'était effectuée graduellement, marquée surtout sur les deux derniers doigts qu'elle maintenait dans une flexion permanente; elle était accompagnée de nodosités saillantes et dures au niveau des articulations métacarpo-phalangiennes.

En vue de porter remède à cette infirmité, M. Anger avait pratiqué deux ans auparavant la section des parties aponévrotiques rétractées, sans succès d'ailleurs.

Quelques jours après son entrée à l'hôpital le malade mourait dans le coma diabétique sans présenter rien d'anormal.

Observation VI

(Due à l'obligeance de M. Cayla).

M. X..., médecin américain, est atteint d'une rétraction de l'aponévrose palmaire encore au début siégeant à l'annulaire et au petit doigt de la main droite, quelques plis se dessinent dans la paume de la main. L'analyse des urines fut faite il y a quelques années ; elles renfermaient des quantités notables de sucre sur lesquelles nous ne pouvons pas malheureusement donner des chiffres précis. Le médecin disait d'ailleurs avoir rencontré assez souvent cette affection chez des polyuriques avec ou sans glycosurie.

Observation VII

(Due à l'extrême obligeance de M. le médecin principal Tarneau).

Cette observation nous a été confiée oralement par M. le Dr Tarneau, médecin en chef de l'hôpital militaire de Saint-Martin ; elle a trait à son père qui fut atteint d'un diabète sucré auquel il succomba et dont les manifestations étaient pour ainsi dire classiques (polyurie, polydipsie). Des éruptions confluentes et successives de furoncules survinrent, un anthrax apparut à la nuque. Malgré le régime, le sucre ne disparut point des urines et une gangrène très étendue siégeant aux membres inférieurs amena rapidement une terminaison fatale. La rétraction de l'aponévrose palmaire survint dans le cours de la maladie, l'annulaire était à demi fléchi dans la paume de la main et on observait au niveau de l'articulation métacarpo-phalangienne une nodosité très dure ayant l'apparence d'un tissu cicatriciel.

Nous venons de présenter un ensemble de sept cas de rétraction de l'aponévrose palmaire survenue dans le cours du diabète, ils sont d'une exactitude qu'on ne saurait mettre en doute et mettent en relief une coïncidence pathologique vraiment digne de fixer l'attention et sur laquelle les auteurs gardent un silence absolu. Nous aurions pu peut-être avec une longue investigation et de patientes recherches trouver encore quelques faits de ce genre, mais ils seront forcément limités, car si la rétraction des doigts est une affection assez fréquente, le diabète, quoi qu'on puisse dire, est une maladie rare, et si quelques médecins ne partagent pas cette opinion, ils confondent sans doute le diabète avec la glycosurie, phénomène intermittent, apparaissant sous l'influence de causes diverses et disparaissant avec autant de rapidité. Aussi pensons-nous que la rétraction des doigts et le diabète se sont rencontrés avec une fréquence trop grande pour être regardée simplement comme fortuite ; tous les malades dont nous relatons l'observation se sont offerts à notre étude dans un espace de temps relativement fort court, quatre d'entre eux sont encore vivants, nous ne nous trouvons pas ici en présence de faits puisés dans des auteurs où ils sont séparés par des intervalles de temps plus ou moins éloignés, et nous pouvons logiquement en conclure que des recherches patientes ne tarderont pas à révéler l'existence d'un certain nombre de cas identiques.

Il y a là plus qu'une pure coïncidence et nous ne croyons pas donner à l'enseignement, que nous essayons de dégager de ces faits, une expression trop téméraire en y voyant une relation de cause à effet, une sorte de lien mystérieux qui peut, dans certains cas pathologiques, rattacher le diabète à la rétraction des doigts, d'une façon si intime, que la diminution de l'un agisse simultanément et d'une manière identique sur les symptômes de l'autre ; l'histoire du malade qui fait le sujet de la troisième observation, légitime jusqu'à un certain point notre dire et excuse ce que pourrait avoir de prétentieux une assertion aussi hardie. De plus, chose digne de remarque, nos diabétiques n'ont été atteints d'une rétraction de l'aponévrose palmaire que postérieurement au début de leur glycosurie, si dans la presque totalité des faits observés il n'y a là qu'une relation purement fortuite pour les uns, l'opinion contraire peut se défendre par un certain nombre d'arguments dont le moment nous semble arrivé de fournir l'exposé, exposé qui n'est pas sans difficultés, pour lequel nous réclamons l'indulgence de nos juges.

Nous avons vu que, repoussant avec un accord presque unanime l'explication chirurgicale fournie par Dupuytren sur la rétraction des doigts, les pathologistes ont cherché la cause de cette affection dans un état diathésique dont elle n'était qu'une des manifestations pure et simple et ils trouvèrent la goutte et le rhumatisme. Cette opinion a encore des défenseurs d'un grand mérite ; dans une leçon clinique faite récemment à l'Hôtel-Dieu, M. Vulpian l'a soutenue ; cependant, malgré l'autorité qui s'attache à ces maîtres, nous persistons à croire qu'il existe un nombre de faits assez nombreux qu'on ne peut faire entrer dans le même cadre ; la goutte et le rhumatisme ont une influence hors de tout conteste, mais de là à en faire une influence exclusivement active, il y a loin. Le malade de M. Vulpian fut traité par l'iodure de potassium et guérit, fait qui n'a qu'une importance secondaire au point de vue pathogénique qui nous occupe, mais un certain nombre d'observations que nous avons parcourues dans les pathologistes, vraiment dignes de foi, établissent d'une façon irrécusable l'existence de la goutte ou du rhumatisme chez la plupart des sujets atteints de rétraction des doigts.

Félix Flater (*observationum Liber*, 2, p. 500) raconte le fait d'un avocat goutteux dont les doigts étaient rétractés (*digiti astricti*). Menjaud, sur un total de cinq observations, a pu établir l'existence du rhumatisme articulaire une fois et deux fois de la goutte et en conclut assez légitimement que l'affection paraît se relier à la goutte et au rhumatisme. Dans la deuxième observation que nous publions le malade se plaignait de douleurs vagues dans les jointures. Mais à côté de ces faits nous en rencontrons d'autres qui sont bien loin d'être rares où l'examen le plus minutieux ne parvient pas à révéler l'existence de la goutte ou du rhumatisme, témoin le cas de Menjaud dont nous donnons une courte analyse au début de cette thèse et la plupart des autres observations qui y sont contenues.

Mais il n'y a peut être en tout ceci qu'une dissemblance plus apparente que réelle sous laquelle l'analogie perce en plus d'un endroit. Assez souvent, avons-nous dit, en effet, nous observons la rétraction des doigts et le rhumatisme ainsi que la goutte, ne semblent y jouer aucun rôle, mais assez souvent, d'autre part, l'hérédité morbide entre le diabète, la goutte et le rhumatisme se montre en pleine lumière et la pathologie générale de notre temps a rangé ces trois diathèses dans une même unité pathologique et prédominante : le *ralentissement de la nutrition.* Sous l'influence d'une assimilation insuffisante, le sucre n'est plus absorbé et passe dans les urines après s'être accumulé, en proportions anormales dans le sang, sous l'influence de ce même ralentissement des actes nutritifs les aliments azotés ne parcourent point tous leur stade de transformation, mais s'arrêtent à une période intermédiaire, constituant ainsi une nouvelle maladie, la diathèse urique. M. le professeur Bouchard a établi avec une statistique bien convaincante, la coïncidence fréquente de la glycosurie, du rhumatisme et de la goutte. Sur 270 cas de diabète, M. Durand-Fardel a constaté vingt-trois fois la gravelle, dix fois la goutte seule ; un père diabétique peut même donner naissance à un fils goutteux (Charcot). Etendant les relations du diabète, le professeur de pathologie générale de la faculté de Paris range dans la même unité morbide la gravelle, le rhumatisme, la migraine, que Bazin avait réuni dans une seule diathèse, l'arthritis, mot vague il est vrai, expression un peu nuageuse sur le sens de laquelle on s'entend cependant.

Si la parenté qui existe entre le diabète, la goutte et le rhumatisme est si étroite que l'un puisse donner naissance à l'autre et montre ainsi l'identité de son origine avec celui qu'il engendre, pourquoi certains phénomènes morbides qui sont l'apanage de l'un ne seraient-ils pas aussi l'apanage de l'autre, pourquoi en un mot la rétraction des doigts qui se rencontre chez le rhumatisant et le goutteux ne se rencontrerait-elle pas chez le diabétique démontrant une fois de plus le lien qui les unit ?

Cette hypothèse, assez satisfaisante, n'est point, il s'en

faut de beaucoup, en désaccord avec les observations des pathologistes qui reconnurent l'influence du rhumatisme sur la rétraction des doigts, elle les complète au contraire et les éclaire d'un nouveau jour d'une utilité qui n'est point à dédaigner pour la clinique elle nous engage à ne pas passer indifférent à côté d'une affection regardée comme vulgaire, incapable d'offrir aucun renseignement ni d'éveiller l'idée d'aucune affection importante. Jusqu'ici notre tâche a été relativement facile mais elle va devenir maintenant plus ardue. L'hypothèse que nous venons de formuler pour expliquer l'apparition de la rétraction des doigts dans le cours du diabète est légitime sans doute et en harmonie avec les données que nous fournit la science actuelle, mais il en est une autre qui se présente aussi naturellement à notre esprit et que nous devons discuter avec soin : ne sommes-nous pas en effet en présence de troubles trophiques survenus dans le cours du diabète ?

Ces troubles ne soint point rares et leur énumération est longue dans les auteurs qui les ont étudiés. M. le professeur Peter a signalé dans ses cliniques l'apparition à la surface de la peau d'une sorte d'urticaire déterminée par le simple passage de l'ongle dessinant sur la poitrine des lignes losangiques, mais il ne voit point dans ce phénomène une influence trophique se manifester dans le sens vrai du mot, il croit bien plutôt à une perversion de la vitalité de la peau analogue à celle qui se produit dans la cholémie et se traduisant par des troubles du même genre. La présence du sucre dans les vaisseaux innombrables de la peau son passage continuel dans leurs mailles, en modifie lentement la vitalité par une action toute locale, dont les symptômes longtemps latents peuvent se manifester avec une énergie telle, que le traumatisme même le plus léger va devenir la cause occasionnelle d'une gangrène plus ou moins étendue, dont l'explication nous est fournie par la débilité dans laquelle le sucre a plongé les tissus : la peau des diabétiques est une sorte de *noli me tangere.*

Sèche et écailleuse dans la majorité des cas, elle devient parfois le siège d'une sudation extrêmement abondante, localisée à certains territoires parfaitement délimités et entraînant avec elle une quantité de sucre assez considérable dans certains cas ; elle communique alors la raideur de l'empois aux vêtements placés en contact immédiat avec la peau (Bouveret. Thèse d'agrégation, 1880). Peut-être l'élimination de la glycose par la peau n'est-elle pas sans exercer une certaine influence sur l'apparition des nombreuses éruptions cutanées du diabète.

Dans son remarquable article *sur les gangrènes*, Maurice Raynaut cite le cas d'une femme de trente-six ans qui présenta pendant huit ans une tendance de plus en plus prononcée à l'asphyxie locale des extrémités, et qui finit par aboutir à une gangrène symétrique des extrémités. L'urine renfermait 76 grammes de sucre par litre.

Le mal perforant a été signalé dans le diabète, et cette affection singulière dont le mécanisme et la marche ont donné lieu à un si grand nombre d'hypothèses plus ou moins rationnelles, plus ou moins renversées par un examen pathologique attentif est maintenant bien décidément regardé dans la plupart des cas comme un trouble trophique.

On l'a en effet observé à la suite de la compression énergique du nerf sciatique, dans un cal osseux, de blessures de ce nerf, de lésions médullaires liées à une fracture de la colonne vertébrale, de certaines myélites accompagnées de troubles trophiques bien nets, l'ataxie locomotrice, l'atrophie musculaire progressive, de plus l'examen anatomo-pathologique a démontré l'existence d'une dégénérescence des nerfs de la région, dégénérescence remontant à une hauteur plus ou moins grande. Le malade qui fait le sujet de la première observation à laquelle nous prions de vouloir bien se rapporter offrait à la face plantaire du pied gauche au niveau de la dernière phalange du gros orteil une sorte de saillie épidermique, dure, jaunâtre, assez épaisse, complètement insensible sur toute sa surface, l'anesthésie ne disparaissant qu'à la périphérie du durillon. Une plaque analogue, mais de dimensions moindres, se trouvait au pied droit à la face plantaire au niveau de la dernière phalange du quatrième orteil ; or, le mal perforant a un début presque identique, il est en effet précédé d'un durillon d'une sensibilité obtuse ou nulle sur toute sa surface qui, après une chute, une sorte de mue épidermique répétée trois ou quatre fois disparaît définitivement laissant à sa place une ulcération profonde, en puits, insensible. Notre malade offrait donc à n'en pas douter un mal perforant à son premier stade d'évolution, stade qu'il n'a pas pu franchir, mais qui suffit bien au moins, à notre humble avis, pour qu'on puisse lui attribuer une étiologie commune avec celle du mal perforant en général.

A priori, on ne peut donc pas trouver étonnant que ce trouble trophique ne soit pas unique, ni irrationnel de donner une dénomination analogue à une autre affection apparue, du reste, dans le cours de la même maladie et pour ainsi dire comme un épiphénomène. La rétraction de l'aponévrose palmaire, nous le savons, n'offre pas d'une façon bien claire les signes propres à un trouble trophique, lorsqu'on compare ces signes à ceux du mal perforant, mais il y a d'autres faits qui établissent une transition pour ainsi dire insensible, nous permettant de passer logiquement de l'un à l'autre.

Leudet, dans une de ses cliniques (*Clinique médicale à l'Hôtel-Dieu de Rouen*, page 275), raconte un fait vraiment remarquable : « Il vit se produire une atrophie partielle du derme causée par une altération du tissu graisseux et du derme laissant à sa suite de petites cicatrices blanchâtres, ponctuées, rondes, analogues à celles qu'occasionne une petite brûlure superficielle. Le malade dont les urines contenaient de 3 à 4 gr. de glycose par litre environ, s'aperçut que la région sous-maxillaire dans toute son étendue devenait en des points très limités le siège d'une petite tumeur dure, sans rougeur, du volume d'une tête d'épingle, accompagnée d'une sensation de picotement. Au moment de l'examen, la peau offrait l'état suivant : « un grand nombre de petites taches blanches nacrées, du volume d'une lentille, étaient visibles sur toute l'étendue du derme et adhéraient un peu au tissu cellulaire sous-cutané, elles n'offraient aucun changement de coloration de la peau et étaient un peu sensibles à la pression. »

Suivant ce pathologiste on se trouve en présence d'une atrophie du derme consécutive à une affection du derme et du tissu cellulaire graisseux sous-cutané, mais il ne termine point en concluant à quelle cause il croit le plus logique de la rattacher. « Sans entrer dans une série d'hypothèses, je crois qu'on ne peut hésiter à reconnaître chez ce malade une altération de la peau et du tissu cellulaire sous-jacent terminée par l'atrophie de ces divers tissus ». Le malade dont nous relatons l'histoire dans notre première observation présentait à la face palmaire une induration sous-cutanée symétriquement placée, adhérente à la peau et à l'aponévrose palmaire, induration assez bien délimitée qui n'est pas sans offrir une certaine analogie avec celles étudiées par Leudet. Cet observateur ne voit là qu'une inflammation banale vulgaire sur laquelle d'ailleurs il insiste assez peu ; il en précise bien le siège, il lui trouve, il est vrai, une symptomatologie bien différente de toute la symptomatologie des autres inflammations, mais il n'enconclut pas pour cela à un mécanisme différent, se contentant de faire remarquer combien sont curieuses à observer certaines anémies locales, quelquefois fugitives et momentanées rappelant celles que l'on observe chez tous les cachectiques et qe'on ne saurait attribuer qu'à un trouble vaso-moteur.

Cette opinion se soutient assez malaisément. Tout diabétique n'est pas forcément un cachectique, il peut être au début de son mal d'une force et d'une vigueur quelquefois peu communes et certains phénomènes vaso-moteurs qu'il pourra offrir, bien qu'analogues à ceux observés chez un tuberculeux et un cancéreux à la dernière période, ne sont pas pour cela susceptibles de la même explication, aussi l'hypothèse de Leudet nous semble-t-elle un peu en contradiction avec la logique des faits.

Nous n'avons ni l'autorité ni l'érudition nécessaires pour

attribuer l'affection cutanée si bizarre et si anormale observée par Leudet sur son malade, à un trouble trophique, bien que cette hypothèse puisse se soutenir avec une grande apparence de raison ; mais nous pouvons du moins mettre en relief une certaine similitude qui nous paraît exister entre l'inflammation du derme décrite plus haut et celle qui a été étudiée chez le malade qui fait le sujet de notre première observation.

De cette discussion déjà longue, que devons-nous conclure ? La rétraction des doigts peut-elle être mise sur le compte de troubles trophiques encore peu connus, et survenant, dans le cours du diabète ; ou bien doit-elle être regardée comme une affection inflammatoire pure et simple, analogue à celles que l'on rencontre quelquefois dans cette affection ?

Posée dans ces termes et avec cette netteté, cette question nous semble bien difficile à résoudre, les données du problème ne sont pas encore assez nombreuses pour que nous ayons la témérité de lui donner une solution complète ; mais nous avons exposé la question avec toute la clarté dont nous sommes capable, laissant à plus savant que nous le droit de trancher le point et croyant prendre le parti le plus sage en nous récusant.

Mais la rétraction des doigts ne survient pas seulement dans le cours du diabète, elle se rencontre aussi dans le cours de la polyurie. Nous essayerons de donner l'explication de ce fait après avoir publié une observation fort intéressante que nous devons à l'obligeance de M. Cayla ; elle a été recueillie dans le service de M. le professeur Hayem.

Observation VIII

Pascal B..., âgé de 56 ans, instituteur, entre a l'hôpital Saint-Antoine, le 25 août 1882, salle Magendie, service de M. le professeur Hayem. Il n'a point eu de maladie antérieure, ses frères sont bien portants. Le 26 septembre 1876 il tombe à la mer sans perdre connaissance pour cela. Cinq ou six jours après l'accident il éprouva une sensation de vertige subite, sa vue s'obscurcit, il tomba et perdit connaissance pendant une ou deux minutes. Le retour à la santé fut complet, mais bientôt ses attaques devinrent presque journalières pendant une quinzaine de jours, elles étaient précédées par une douleur au-dessus du front, une sensation d'étouffement, il ne poussait pas de cri, n'exécutait pas de mouvements convulsifs, ne se mordait par la langue.

Bientôt apparut une éruption de furoncles aux jambes et aux fesses accompagnée d'un eczéma des bourses.

Le malade entre au mois d'octobre chez le Dr Chauffard pour être soigné de ses furoncles. Un mois après, il était atteint de polyphagie apportant du reste assez d'indifférence dans le choix de ses aliments, sa soif était vive, il prenait comme boisson habituelle du houblon, ses urines étaient abondantes. Il resta six mois et demi à l'hôpital Necker, où il se rappelle avoir pris comme médicament de l'extrait de valériane, des injections d'ergotine tous les deux jours, des douches froides et des bains sulfureux. A sa sortie, il n'urinait plus qu'un litre à un litre et demi, sa soif avait diminué, sa faim et son appétit étaient ordinaires, ses urines étaient pâles, elles n'ont jamais contenu de sucre, ses dents étaient déchaussées.

Il passe à Vichy deux années consécutives 1877 et 1878, puis sa santé fut excellente jusqu'au mois de juillet 1882. Il y a trois mois, il perdit une fille, eut des chagrins de famille, depuis cette époque il éprouva des phénomènes précurseurs de sa maladie, ils avaient déjà précédé sa première attaque : une sensation de barre au-dessus des deux yeux avec un point plus spécialement douloureux au-dessus de l'œil droit qui n'est ressenti qu'au début de l'attaque. La perte de connaissance est subite, elle dure quelques minutes, disparaît sans laisser aucune sensation pénible ni aucun souvenir de ce qui s'est passé. Une sensation constrictive de la poitrine précède de quelques secondes la douleur frontale. Depuis un mois, le malade se plaint d'une soif vive, d'une faim continuelle et d'envies d'uriner incessantes. Ses attaques reviennent tous les deux ou trois jours.

Il y a de cela deux ans environ, une sorte de picotement survenu sans cause appréciable, fut le premier symptôme de l'affection de la main, six mois après ce début, on remarquait quelques nodosités qui s'accrurent rapidement, et au bout de six autres mois la flexion des doigts sur la paume de la main fut complète. Elle commença par l'annulaire, toutes les tentatives de redressement étaient non-seulement vaines, mais douloureuses. Le petit doigt s'est replié ensuite et en dernier lieu le médius fut atteint, mais il n'a jamais été dans une flexion aussi complète que celle des autres doigts. Tous ces phénomènes se sont manifestés sur la main droite, la main gauche restant complètement indemne.

M. Lucas-Championnière opéra la section des brides il y a six mois, la guérison s'effectua en 15 jours, les mouvements sont en partie revenus dans la main droite où l'on remarque la présence de deux cicatrices dues à l'intervention chirurgicale.

Dans la partie moyenne de la paume de la main on trouve une dépression plus accusée à la partie externe. La face palmaire de l'index présente quelques sillons assez tendus qui vont rejoindre la dépression transversale. On en remarque d'autres qui se dirigent vers le pouce, donnant à l'éminence thénar un aspect ridé, anormal, qui tranche avec l'aspect poli de la peau située au-dessus, cette bride se prolonge jusqu'au pouce dont elle limite les mouvements d'extension. En tous ces points, l'extension forcée des doigts amène la peau à se tendre, les plis normaux de la face palmaire ont au reste disparu. Malgré cela les téguments sont mobiles sur les parties sous-jacentes, on aperçoit les veines sous-cutanées. Le malade accuse une sensation d'engourdissement, la sensibilité générale et tactile est conservée.

Main gauche. — Depuis six mois le malade a remarqué quelques nodosités, à la face palmaire en des points à peu près symétriques de ceux où ils s'étaient manifestés à droite. Lorsqu'on étend la main, on voit se dessiner deux dépressions dans la direction du médius et de l'annulaire, on trouve sur l'éminence thénar des sillons symétriques avec ceux du côté opposé.

La quantité d'urine rendue a été considérable le 25 août, jour de l'entrée, elle était de dix litres ; les deux jours suivants elle atteignait dix litres et demi. Le 31 du même mois, elle était de sept litres et demi. Dans le mois de septembre, du 1er au 6, on constata six litres et demi par jour, du 6 au 15 six litres et demi à cinq litres. Du 15 au 30 cinq litres à trois litres sept cent. Au 1er octobre, quatre litres, au 6 octobre, cinq litres jusqu'au 1er novembre sans éprouver de variations bien notables. Au 1er novembre le malade rend encore cinq litres d'urine, quantité qui se maintient jusqu'au 4. A cette date il pèse 88 kilogs ; du 4 au 17, quatre litres à quatre litres et demi, puis une baisse assez rapide se manifeste et le 29 on ne trouve plus que un litre sept cent cinquante. Nouvelle pesée ; au lieu de 88 kilogs, on ne constate que 87 k. 500. Dans toute la durée du mois de décembre, les urines se maintienent à deux litres et demi et le poids du malade diminua d'une façon rapide, il descendit en effet à 85 k. 500. Dans le courant du mois de janvier la diurèse subit une augmentation considérable, elle atteignit le chiffre de 6 litres 250, et s'accompagna d'un amaigrissement bien prononcé chez notre malade, il perdit un demi kilogramme dans un espace de treize jours : son poids dans les premiers jours de janvier n'est plus que de 85 kilog., soit une diminution de 3 kilog. dans l'espace relativement court de 2 mois.

Cependant tous ces symptômes alarmants à juste titre se sont calmés peu à peu, la quantité d'urine a diminué dans des proportions notables, à la fin de mai elle n'était plus que de 2 litres 200, à la fin de juin elle était redevenue normale à 1 litre 500, mais cette amélioration n'aurait pas persisté, le malade serait entré cette année dans le service de M. Germain Sée avec une polyurie aussi considérable que naguère. Le traitement a consisté en bains, en pilules d'extrait thébaïque de 0,05, le nombre de ces pilules a été porté jusqu'à trois par jour.

Le cas pathologique dont nous venons d'exposer les principaux détails tels qu'ils nous ont été transmis offre à notre étude plusieurs points d'un grand intérêt, cette uropoïèse si considérable qui a atteint le chiffre énorme de 10 litres par jour doit être attribuée à un refroidissement subit, elle est en effet survenue après une chute à la mer, or, cette étiologie est parfaitement établie dans plusieurs observations citées par Lancereaux (Thèse de concours 1869).

On ne peut pas en effet la rattacher à un traumatisme car le malade n'a point perdu connaissance, ce qui nous permet d'écarter la commotion cérébrale, mais il est probable qu'il y a eu une perturbation nerveuse assez considérable qui s'est manifestée par des accès épileptiformes suivis d'une courte période de coma. A ce moment survint une éruption confluente de furoncles. Il est regrettable que les dosages d'urée n'aient point été effectués, car bien que notre malade ait offert tous les symptômes cliniques et physiologiques d'un diabète azoturique (polydipsie, polyphagie, amaigrissement rapide), nous restons forcément dans le doute, mais le point capital pour le but que nous poursuivons est l'existence d'une rétraction de l'aponévrose palmaire survenue dans le cours d'une diurèse extrêmement active et qui a reparu il y a peu de temps. L'examen de l'urine aurait même fait conclure à l'existence d'une polyurie avec peptonurie. L'affection qui siège maintenant aux deux mains, avait débuté il y a deux ans, en 1880; or, à cette époque l'état général du malade n'était point bon, l'observation oublie malheureusement de dire si à cette époque la quantité d'urine rendue était encore considérable et cette omission regrettable nous laisse forcément dans le doute à ce sujet. Quoi qu'il en soit et malgré ces *desiderata*, nous nous trouvons en présence d'une diurèse excessive qui a atteint jusqu'à dix litres et qui a persisté pendant un intervalle de temps assez considérable pour exercer sur l'organisme une action nocive non douteuse; la diminution du poids du corps s'effectuait avec une rapidité vraiment inquiétante; le 1er novembre il était de 88 kilog., soit une déperdition de 3 kilog. pour un espace de soixante jours, ce qui donne en moyenne 50 grammes par jour et un amaigrissement aussi rapide ne peut s'expliquer que de deux façons: ou bien il y a eu une action désassimilatrice excessive s'exerçant sur les tissus, amenant une production exagérée de déchets organiques dont la présence dans le sang en quantités anormales a donné naissance à un courant endosmotique intravasculaire des parties liquides des éléments anatomiques, et par suite, à une diurèse abondante; ou bien il y a eu augmentation de la sécrétion urinaire sans azoturie, hydrurie pure et simple en un mot. De ces deux opinions il est probable que la première est la vraie, le malade se rappelant assez vaguement que le diagnostic d'azoturie fut porté sur son affection au début. Qu'il y ait eu azoturie ou hydrurie le mécanisme de cette augmentation énorme de l'uropoïèse a été le même dans les deux cas, il consiste dans un accroissement de la pression intravasculaire sans laquelle la sécrétion urinaire ne pourrait s'effectuer avec des proportions aussi exagérées. Or cet accroissement de pression intravasculaire qu'il soit sous la dépendance d'une augmentation des déchets organiques ou bien sous celle d'une perturbation grave, et plus ou moins persistante, survenue dans le fonctionnement du système nerveux, est toujours dû au même mécanisme, c'est-à-dire au passage d'une certaine quantité de liquide dans le torrent circulatoire, liquide qui est emprunté soit à l'organisme par une sorte de déshydratation des tissus, soit aux boissons ingérées en proportion alors illimitée ; mais il est bien probable qu'il provient de ces deux sources à la fois. « Si la quantité d'urine rendue est en général égale à la somme des liquides ingérés on a cependant signalé un certain nombre de faits dans lesquels les malades rendaient une quantité d'urine supérieure à celles des boissons ingérées. » (Lancereaux, thèse de concours 1869).

Pour quelques auteurs (Haller, Chomel) cette augmentation serait due à l'absorption par la peau et le poumon de l'eau contenue dans l'air ; pour d'autres, elle résulterait de la formation directe de l'eau dans l'économie ; enfin pour d'autres auteurs il faudrait invoquer la suppression de la sueur. » (Cuffer, polyurie. *Dictionnaire de Jaccoud*).

Les observations de Falk, Neuschler, Neusser, sont concordantes à prouver que la diminution forcée des liquides n'arrête qu'incomplètement la diurèse. Effectivement, lorsque chez un polyurique on diminue la quantité des boissons la quantité d'urine dépasse notablement la quantité d'eau ingérée, il se produit une déshydratation des tissus et une aggravation des symptômes. Des expériences comparatives de Parkes et de Neusser, ont montré que dans la polyurie la quantité des urines rendues dépasse celle des boissons ingérées. (Lancereaux, Thèse de concours, 1869).

Or, sous l'influence de cette déshydratation des tissus ne peut-on pas admettre que certains d'entre eux, par une sorte d'affinité morbide, sont le plus rapidement atteints, deviennent alors le siège d'une sorte de durcissement, de dessèchement en un mot, se traduisant par un raccourcissement, un retrait analogue au retrait qui se produit si rapidement et d'une manière si frappante chez certains systèmes anatomiques placés dans des conditions convenables pour perdre une certaine quantité de l'eau qu'ils contiennent, les tissus fibreux, cartilagineux et tendineux, par exemple. Serait-il alors impossible d'admettre qu'il se passât chez le diabétique un phénomène pathologique analogue dont le mécanisme dans l'état actuel de la science a été mieux éclairci, grâce aux nombreuses expériences dont il a été le sujet?

Une des plus intéressantes est celles que Charles Richet et Robert Moutard-Martin, ont faite récemment. Ces deux expérimentateurs distingués ont cherché quelle pouvait être l'influence du sucre injecté dans les veines sur la sécrétion rénale. Dans un cas un chien auquel ils avaient injecté une quantité considérable de sucre, excréta 70 centimètres cubes d'urine par un seul uretère en 10 minutes ce qui supposerait environ 20 litres d'urine en vingt-quatre heures pour les deux uretères. Dans un autre cas, un chien après avoir excrété en trois heures 28 centimètres cubes d'urine par les deux uretères, reçut en injection intra-veineuse 44 grammes de sucre interverti, dissous dans une certaine quantité d'eau. Dans la demi heure qui suivit l'injection, il excréta 364 centimètres cubes d'urine.

Pour faire naître une polyurie notable, il suffit d'une petite quantité de sucre interverti, c'est-à-dire environ 50 centigrammes pour un kilogramme du poids de l'animal (Cuffer. Polyurie. *Dictionnaire de Jaccoud*).

La physiologie expérimentale a donc démontré que la diurèse abondante du diabétique était due à un simple phénomène physique d'endosmose. En effet, sous l'influence de quantités parfois considérables de sucre déversées dans le sang, ce liquide tend à un état de concentration incompatible avec la vie, il y a alors un appel énergique des liquides ambiants qui sont aspirés en quelque sorte avec une extrême avidité. Ces liquides proviennent de deux sources : d'une part des boissons ingérées en quantités parfois énormes et d'autre part de l'organisme modifiant alors d'une façon intime la composition chimique de nos tissus, et, à la longue, leurs propriétés physiques.

Si l'on injecte en effet une certaine quantité de chlorure de sodium dans le sang d'une grenouille, tous les éléments anatomiques qui composent l'animal ne vont pas tarder à être le siège d'une spoliation liquide considérable, ils déverseront dans le sang une grande quantité d'eau indispensable à leur composition normale, à leur fonctionnement régulier, à la conservation des propriétés physico-chimiques sous lesquelles nous les voyons se révéler à nos sens. Le cristallin par exemple, va devenir opaque et acquérir une dureté plus considérable, mais rendez-lui l'eau que vient de lui soustraire le corps mis en solution dans le liquide sanguin et il recouvrera au bout d'un certain temps sa transparence première. Or, il est infiniment probable que des phénomènes d'ordre analogue doivent s'effectuer chez le diabétique, le sang tend en effet à subir une certaine concentration par suite de la quantité de glycose qui y est toujours déversée en plus ou moins grande proportion, il emprunte au parenchynne des organes de l'économie une partie des liquides qu'ils contiennent et cette déshydratation partielle se traduit par une polydipsie vraiment sans limites. Mais l'ingestion d'une quantité de boisson même excessive n'amènera pas pour cela une diurèse abondante et rapide comme il s'en produit chez l'homme sain, l'eau introduite dans l'organisme sera rapidement absorbée par les tissus qui ne la garderont malheureusement qu'un temps fort court car le sang va recevoir de nouvelles quantités de sucre qui vont exiger de nouvelles quantités d'eau pour se maintenir dans un état de solubilité compatible avec la vie. Cette hypothèse formulée par Vogel, pour expliquer le retard anormal qui se produit chez le diabétique entre l'ingestion d'un liquide et le moment où il est éliminé par l'urine, n'est peut-être pas la vérité, mais elle en présente du moins bien des caractères et fournit une explication satisfaisante des phénomènes observés.

Kunde et Kohnhorn ont attribué la production de la cataracte chez le diabétique à la soustraction d'eau, produite par la polyurie « Von Graëf s'éleva contre cette opinion en montrant que le cristallin opaque du diabétique ne reprend pas sa transparence lorsqu'on le plonge dans l'eau et qu'il ne présente pas de vacuoles semblables à celles que l'on produit artificiellement en soumettant le cristallin normal à une solution concentrée de chlorure de sodium ou de toute autre substance avide d'eau. » (Jaccoud, article Diabète, nouveau dictionnaire). Quoi qu'il en soit de ces deux hypothèses entre lesquelles il est bien malaisé de se prononcer, nous croyons que dans certains cas où la cataracte est dure on peut, avec une certaine apparence de raison, mettre sa production sur le compte de la polyurie.

Mais d'autres phénomènes sont liés à cette déperdition incessante et exagérée des liquides de l'organisme : la constipation habituelle chez le diabétique est due à la diminution des liquides intestinaux, la langue est sèche car la sécrétion salivaire est descendue bien au dessous de la normale, la bouche est pâteuse, la peau légèrement écailleuse, l'humectation sudorale cessant de s'effectuer ou ne s'effectuant que dans des proportions insignifiantes, l'exhalation est au dessous de son taux habituel. Les autopsies diabétiques, si elles ne confirment pas notre dire d'une façon bien positive, ne l'infirment pas non plus, l'atrophie consécutive à la déshydratation des tissus a été observée dans un certain nombre d'autopsies, elle n'a point été remarquée dans d'autres: presque toutes les altérations ont été décrites. « Si toutes les lésions qui ont été trouvées dans le cadavre des diabétiques appartenaient réellement au diabète il n'y aurait certainement pas de maladie dont l'anatomie pathologique fût plus riche et plus variée ; il n'est pas un organe qui n'ait été vu altéré et les altérations les plus disparates ont été observées. » (Jaccoud Diabète. *Nouveau dictionnaire*).

La congestion, l'induration et le ramollissement ont été signalés dans les centres nerveux, le foie est normal ou atrophié, mais son hypertrophie est d'une excessive rareté. Règle générale, on observe chez le diabétique plutôt une diminution qu'une augmentation de volume des organes.

De ces considérations dans le détail desquelles nous sommes rentré peut-être un peu longuement, nous arrivons à cette conclusion :

Chez le diabétique et chez le polyurique il y a élimination incessante d'une quantité d'eau excessive, et cette eau provient de deux origines : d'une part de l'ingestion des boissons, d'autre part des tissus de l'organisme. Sous l'influence de cette déshydratation lente, mais longtemps prolongée, interrompue de temps à autre par la présence de boissons dont la nécessité se fait impérieusement sentir, mais revenant à un court intervalle, il en résulte une atrophie des tissus, une sorte de rétraction qui, dans le diabète semble être démontrée d'une manière positive à l'égard du foie si l'on s'en rapporte aux observations de Griesinger.

Ces faits peuvent donc nous permettre jusqu'à une certaine limite de fournir l'explication de la rétraction de l'aponévrose palmaire survenue dans le cours du diabète. L'aponévrose palmaire est un ligament mince situé sous la peau à laquelle il est rattaché par des brides conjonctives qui vont de l'un à l'autre; par une sorte de déshydratation expliquée par la glycosurie, ce ligament s'atrophie, se rétracte, la peau avec laquelle il est si étroitement en rapport participe aussi à ce même processus pathologique, son induration, son état cicatriciel coïncident assez souvent avec la rétraction de l'aponévrose palmaire ou avec celle des tissus sous-jacents. Ce fait est relaté par Goyraud, il s'est présenté chez le malade qui fait le sujet de notre première observation. La face palmaire des deux mains offrait une induration sous-cutanée symétriquement placée, adhérente à la peau et à l'aponévrose ; dans notre huitième observation, M. le Dr Tarneau ne pouvait mieux comparer l'état des téguments palmaires en certains points qu'à une cicatrice déjà ancienne. Le cas de Leudet offre une analogie évidente avec ces deux faits, l'affection consistait en une atrophie partielle du derme laissant à sa suite de petites cicatrices blanchâtres, ponctuées, rondes, analogues à celles qu'occasionne une petite brûlure superficielle ; elles étaient du volume d'une lentille, visibles sur toute l'étendue du derme, légèrement adhérentes au tissu cellulaire sous-cutané et un peu sensibles à la pression ; or, le malade dont nous relatons l'histoire dans notre dernière observation, accusait une certaine douleur si l'on pratiquait une pression même légère dans la paume de la main au niveau des points où les indurations commençaient d'apparaître.

Notre hypothèse ne peut malheureusement s'appuyer que sur un petit nombre de faits, bien des données qui nous font encore défaut ne peuvent être amassées que lentement, les examens nécroptiques portant sur des polyuriques avec ou sans azoturie ne sont pas très nombreux. On a relaté surtout différentes lésions du côté des centres nerveux, mais on a remarqué aussi un amaigrissement rapide, un teint jaune et terreux, une constipation opiniâtre, une sécheresse anormale de la bouche, du pharynx, de la peau et dans quelques cas la terminaison fatale arriva avec une rapidité assez grande s'accompagnant d'une perte de poids considérable. Nous attribuons donc la rétraction de l'aponévrose palmaire à la glycémie qui tend à enlever à l'organisme une certaine quantité de l'eau qui lui est nécessaire. Or, si ce fait est vrai chez le diabétique, quoi d'étonnant que par un mécanisme différent, mais tendant au même but le même phénomène pathologique ne puisse se produire chez le polyurique ? Cette hypothèse, que nous formulons, pourra peut-être sembler hasardée, mais nous nous contentons de l'émettre, rien ne nous prouve à l'heure actuelle qu'elle soit plus proche de la vérité que la seconde et nous laisserons peut-être à une autorité plus compétente le droit de trancher la question.

Nous avons donc émis trois hypothèses pour nous permettre de rattacher logiquement au diabète une affection qui s'est rencontrée trop souvent dans son cours pour n'avoir pas avec lui un certain lien, une certaine parenté et nous sommes arrivé au moment où l'examen de ces trois théories s'impose, où nous devons en donner un résumé clair et succinct plutôt que de juger quelle est celle des trois qui nous offre une explication plus en harmonie avec les faits observés.

Le diabète, avons-nous dit, appartient à la même unité morbide que la goutte, le rhumatisme, il est lié comme ces deux affections à un ralentissement de la nutrition se traduisant par des symptômes différents. Mais le vice nutritif est identique dans tous les cas si la symptomatologie est diverse, et il n'est point rare d'observer dans une de ces affections certains symptômes rencontrés naguère dans une autre, la réciproque étant aussi juste d'ailleurs ; le rhumatisme, la migraine, la lithiase biliaire, l'obésité, peuvent se rencontrer isolés ou réunis chez le diabétique et le goutteux, et ce fait démontre bien la parenté étroite qui existe entre tous. Ils sont en plus justiciables à peu près tous du même traitement, et dès lors il est parfaitement logique que certaines maladies constituant l'apanage de l'un puissent aussi constituer l'apanage de l'autre, et dans le cas particulier qui nous occupe que la rétraction de l'aponévrose palmaire observée chez les rhumatisants et les goutteux se rencontre aussi chez le diabétique. Il y a là une confirmation de plus pour les nouvelles doctrines qui s'établissent dans la pathologie générale de notre temps. N'aurait-elle que cette utilité, notre thèse aurait du moins servi dans une humble mesure à apporter un argument de plus au faisceau déjà si solide formé par nos maîtres.

Nous nous sommes aussi demandé si nous ne nous trouvions point en présence de troubles trophiques et nous avons apporté à l'appui de cette opinion tous les arguments qui nous ont semblé les plus convaincants. Les recherches dans les auteurs qui traitent de la matière ne nous ont pas fourni des données suffisantes pour trancher le problème, mais nous avons cependant trouvé quelques affections cutanées d'une symptomatologie vraiment singulière survenues dans le cours du diabète et qui ne sont point sans analogie avec celle que nous avons étudiée. Cette sorte de phlegmasie sourde, lente, aboutissant à la rétraction et à l'induration des tissus, siégeant soit à la main, soit au cou, doit-elle être mise sur le compte d'une inflammation banale, vulgaire, ou doit-on y voir la manifestation d'un trouble trophique lié ou non à une altération localisée d'une partie du système nerveux et siégeant soit dans les centres, soit dans les parties périphériques? Ces deux opinions peuvent se défendre avec autant d'apparence de raison de part et d'autre et il est bien difficile de décider quelle est la vraie, toutes deux étant rationnelles, aussi nous ne nous décidons ni pour l'une ni pour l'autre, mais nous ferons observer qu'un de nos malades présentait à ses deux pieds, un mal perforant au début, que cette affection est manifestement liée à un trouble trophique et qu'une manifestation analogue pouvait bien se rencontrer sur un autre point de l'organisme.

Une autre hypothèse s'est aussi offerte à notre esprit : la quantité de sucre contenue dans le sang d'un diabétique et qui s'élimine par les reins nécessite la présence d'une certaine quantité d'eau pour que ce liquide n'atteigne pas un dégré de concentration incompatible avec la persistance de la vie. Cette eau est fournie par les boissons diverses absor bées parfois dans des proportions vraiment énormes mais insuffisantes malgré cela, il y a donc appel d'eau dans les vaisseaux par une endosmose intra-vasculaire et les tissus subissent un léger degré de déshydratation. Sous cette influence nocive on observe de la sécheresse de la peau, une diminution marquée de la sécrétion salivaire, de la sécrétion cutanée, la sueur n'est plus produite que dans des proportions minimes et les organes tendent à l'atrophie, nous avons cité un certain nombre d'autopsies où le foie e les reins ont été trouvés nettement atrophiés. — Mais ces phénomènes sont plus accusés du côté de la peau et nous nous sommes demandé si la rétraction de l'aponévrose palmaire dans le cours du diabète n'était point susceptible de recevoir une explication analogue et s'il ne fallait pas y voir la manifestation isolée d'un fait général, la déshydratation des tissus, et sous cette influence leur atrophie et leur raccourcissement.

Quoi qu'il en soit de ces trois hypothèses que nous avons essayé d'exposer avec clarté en leur donnant tous les détails qu'elles comportent, elles serviront peut-être à expliquer un fait aussi curieux qu'intéressant et dont les conséquences pratiques sont d'une utilité indiscutable pour le médecin et le chirurgien : si une rétraction de l'aponévrose palmaire survient peu à peu chez un homme présentant déjà quelques phénomènes pathologiques peu explicables, on doit soupçonner un diabète déjà confirmé. De plus le chirurgien qui confiant en un procédé opératoire juge bon d'aller pratiquer la section des brides aponévrotiques doit auparavant analyser avec soin les urines de son malade sous peine de s'exposer à des accidents terribles qu'il faut à tout prix éviter.

CONCLUSIONS

1° La rétraction de l'aponévrose palmaire s'observe avec assez de fréquence dans le cours du diabète sucré.

2° L'explication de ce fait peut être fournie par trois hypothèses différentes que nous exposons sans nous prononcer sur leur valeur.

3° La rétraction de l'aponévrose palmaire survenant chez un sujet doit faire soupçonner le diabète.

4° L'analyse des urines s'impose au chirurgien qui veut traiter la rétraction de l'aponévrose palmaire par une opération chirurgicale.

Imprimerie A. DERENNE, Mayenne, — Paris, boulevard St-Michel. 52.

www.ingramcontent.com/pod-product-compliance
Ingram Content Group UK Ltd.
Pitfield, Milton Keynes, MK11 3LW, UK
UKHW021951260726
13994UKWH00004B/1676

9 782329 126258